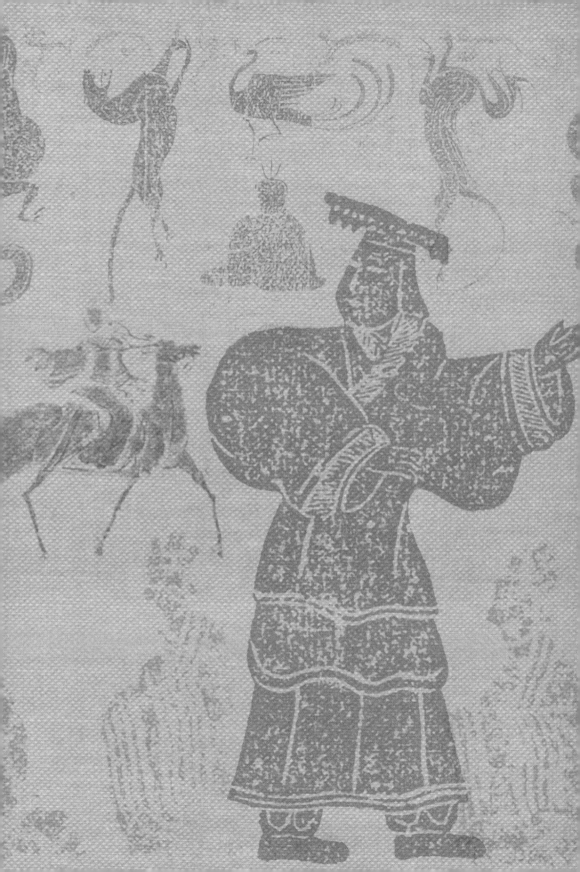

中国古医籍整理丛书

医论三十篇

清·韦协梦　撰

韩祖成　宋志超　张琳叶　校注

中国中医药出版社

·北　京·

图书在版编目（CIP）数据

医论三十篇／（清）韦协梦撰；韩祖成，宋志超，张琳叶校注．
—北京：中国中医药出版社，2015.12（2024.7重印）

（中国古医籍整理丛书）

ISBN 978 - 7 - 5132 - 2961 - 6

Ⅰ.①医… Ⅱ.①韦…②韩…③宋…④张… Ⅲ.①医论－汇编－中国－清代 Ⅳ.①R249.49

中国版本图书馆 CIP 数据核字（2015）第 284092 号

中 国 中 医 药 出 版 社 出 版
北京经济技术开发区科创十三街 31 号院二区 8 号楼
邮政编码 100176
传真 010 64405721
北京盛通印刷股份有限公司印刷
各地新华书店经销

*

开本 710×1000 1/16 印张 4 字数 13 千字
2015 年 12 月第 1 版 2024 年 7 月第 3 次印刷
书 号 ISBN 978 - 7 - 5132 - 2961 - 6

*

定价 15.00 元
网址 www.cptcm.com

项目专家组

顾　问　马继兴　张灿玾　李经纬

组　长　余瀛鳌

成　员　李致忠　钱超尘　段逸山　严世芸　鲁兆麟
　　　　郑金生　林端宜　欧阳兵　高文柱　柳长华
　　　　王振国　王旭东　崔　蒙　严季澜　黄龙祥
　　　　陈勇毅　张志清

项目办公室（组织工作委员会办公室）

主　任　王振国　王思成

副主任　王振宇　刘群峰　陈榕虎　杨振宁　朱毓梅
　　　　刘更生　华中健

成　员　陈丽娜　邱岳　王庆　王鹏　王春燕
　　　　郭瑞华　宋咏梅　周扬　范磊　张永泰
　　　　罗海鹰　王爽　王捷　贺晓路　熊智波

秘　书　张丰聪

前 言

　　中医药古籍是传承中华优秀文化的重要载体，也是中医学传承数千年的知识宝库，凝聚着中华民族特有的精神价值、思维方法、生命理论和医疗经验，不仅对于传承中医学术具有重要的历史价值，更是现代中医药科技创新和学术进步的源头和根基。保护和利用好中医药古籍，是弘扬中国优秀传统文化、传承中医学术的必由之路，事关中医药事业发展全局。

　　1949 年以来，在政府的大力支持和推动下，开展了系统的中医药古籍整理研究。1958 年，国务院科学规划委员会古籍整理出版规划小组在北京成立，负责指导全国的古籍整理出版工作。1982 年，国务院古籍整理出版规划小组召开全国古籍整理出版规划会议，制定了《古籍整理出版规划（1982—1990）》，卫生部先后下达了两批 200 余种中医古籍整理任务，掀起了中医古籍整理研究的新高潮，对中医文化与学术的弘扬、传承和发展，发挥了极其重要的作用，产生了不可估量的深远影响。

　　2007 年《国务院办公厅关于进一步加强古籍保护工作的意见》明确提出进一步加强古籍整理、出版和研究利用，以及

"保护为主、抢救第一、合理利用、加强管理"的方针。2009年《国务院关于扶持和促进中医药事业发展的若干意见》指出，要"开展中医药古籍普查登记，建立综合信息数据库和珍贵古籍名录，加强整理、出版、研究和利用"。《中医药创新发展规划纲要（2006—2020）》强调继承与创新并重，推动中医药传承与创新发展。

2003~2010 年，国家财政多次立项支持中国中医科学院开展针对性中医药古籍抢救保护工作，在中国中医科学院图书馆设立全国唯一的行业古籍保护中心，影印抢救濒危珍本、孤本中医古籍 1640 余种；整理发布《中国中医古籍总目》；遴选 351 种孤本收入《中医古籍孤本大全》影印出版；开展了海外中医古籍目录调研和孤本回归工作，收集了 11 个国家和 2 个地区 137 个图书馆的 240 余种书目，基本摸清流失海外的中医古籍现状，确定国内失传的中医药古籍共有 220 种，复制出版海外所藏中医药古籍 133 种。2010 年，国家财政部、国家中医药管理局设立"中医药古籍保护与利用能力建设项目"，资助整理 400 余种中医药古籍，并着眼于加强中医药古籍保护和研究机构建设，培养中医古籍整理研究的后备人才，全面提高中医药古籍保护与利用能力。

在此，国家中医药管理局成立了中医药古籍保护和利用专家组和项目办公室，专家组负责项目指导、咨询、质量把关，项目办公室负责实施过程的统筹协调。专家组成员对古籍整理研究具有丰富的经验，有的专家从事古籍整理研究长达 70 余年，深知中医药古籍整理研究的重要性、艰巨性与复杂性，履行职责认真务实。专家组从书目确定、版本选择、点校、注释等各方面，为项目实施提供了强有力的专业指导。老一辈专家的学术水平和智慧，是项目成功的重要保证。项目承担单位山东中医药大学、南京中医药大学、上海中医药大学、福建中医药大学、浙江省中医药研究院、陕西省中医药研究院、河南省中医药研究院、辽宁中医药大学、成都中医药大学及所在省市中医药管理部门精心组织，充分发挥区域间互补协作的优势，并得到承担项目出版工作的中国中医药出版社大力配合，全面推进中医药古籍保护与利用网络体系的构建和人才队伍建设，使一批有志于中医学术传承与古籍整理工作的人才凝聚在一起，研究队伍日益壮大，研究水平不断提高。

本着"抢救、保护、发掘、利用"的理念，该项目重点选择近60年未曾出版的重要古医籍，综合考虑所选古籍的保护价值、学术价值和实用价值。400余种中医药古籍涵盖了医经、基础理论、诊法、伤寒金匮、温病、本草、方书、内科、外科、女科、儿科、伤科、眼科、咽喉口齿、针灸推拿、养生、医案医话医论、医史、临证综合等门类，跨越唐、宋、金元、明以迄清末。全部古籍均按照项目办公室组织完成的行业标准《中医古籍整理规范》及《中医药古籍整理细则》进行整理校注，绝大多数中医药古籍是第一次校注出版，一批孤本、稿本、抄本更是首次整理面世。对一些重要学术问题的研究成果，则集中收录于各书的"校注说明"或"校注后记"中。

"既出书又出人"是本项目追求的目标。近年来，中医药古籍整理工作形势严峻，老一辈逐渐退出，新一代普遍存在整理研究古籍的经验不足、专业思想不坚定等问题，使中医古籍整理面临人才流失严重、青黄不接的局面。通过本项目实施，搭建平台，完善机制，培养队伍，提升能力，经过近5年的建设，锻炼了一批优秀人才，老中青三代齐聚一堂，有效地稳定了研究队伍，为中医药古籍整理工作的开展和中医文化与学术的传承提供必备的知识和人才储备。

本项目的实施与《中国古医籍整理丛书》的出版，对于加强中医药古籍文献研究队伍建设、建立古籍研究平台，提高古籍整理水平均具有积极的推动作用，对弘扬我国优秀传统文化，推进中医药继承创新，进一步发挥中医药服务民众的养生保健与防病治病作用将产生深远影响。

第九届、第十届全国人大常委会副委员长许嘉璐先生，国家卫生计生委副主任、国家中医药管理局局长、中华中医药学会会长王国强先生，我国著名医史文献专家、中国中医科学院马继兴先生在百忙之中为丛书作序，我们深表敬意和感谢。

由于参与校注整理工作的人员较多，水平不一，诸多方面尚未臻完善，希望专家、读者不吝赐教。

国家中医药管理局中医药古籍保护与利用能力建设项目办公室
二〇一四年十二月

许 序

"中医"之名立，迄今不逾百年，所以冠以"中"字者，以别于"洋"与"西"也。慎思之，明辨之，斯名之出，无奈耳，或亦时人不甘泯没而特标其犹在之举也。

前此，祖传医术（今世方称为"学"）绵延数千载，救民无数；华夏屡遭时疫，皆仰之以度困厄。中华民族之未如印第安遭染殖民者所携疾病而族灭者，中医之功也。

医兴则国兴，国强则医强。百年运衰，岂但国土肢解，五千年文明亦不得全，非遭泯灭，即蒙冤扭曲。西方医学以其捷便速效，始则为传教之利器，继则以"科学"之冕畅行于中华。中医虽为内外所夹击，斥之为蒙昧，为伪医，然四亿同胞衣食不保，得获西医之益者甚寡，中医犹为人民之所赖。虽然，中国医学日益陵替，乃不可免，势使之然也。呜呼！覆巢之下安有完卵？

嗣后，国家新生，中医旋即得以重振，与西医并举，探寻结合之路。今也，中华诸多文化，自民俗、礼仪、工艺、戏曲、历史、文学，以至伦理、信仰，皆渐复起，中国医学之兴乃属必然。

迄今中医犹为国家医疗系统之辅，城市尤甚。何哉？盖一则西医赖声、光、电技术而于20世纪发展极速，中医则难见其进。二则国人惊羡西医之"立竿见影"，遂以为其事事胜于中医。然西医已自觉将入绝境：其若干医法正负效应相若，甚或负远逾于正；研究医理者，渐知人乃一整体，心、身非如中世纪所认定为二对立物，且人体亦非宇宙之中心，仅为其一小单位，与宇宙万象万物息息相关。认识至此，其已向中国医学之理念"靠拢"矣，虽彼未必知中国医学何如也。唯其不知中国医理何如，纯由其实践而有所悟，益以证中国之认识人体不为伪，亦不为玄虚。然国人知此趋向者，几人？

国医欲再现宋明清高峰，成国中主流医学，则一须继承，一须创新。继承则必深研原典，激清汰浊，复吸纳西医及我藏、蒙、维、回、苗、彝诸民族医术之精华；创新之道，在于今之科技，既用其器，亦参照其道，反思己之医理，审问之，笃行之，深化之，普及之，于普及中认知人体及环境古今之异，以建成当代国医理论。欲达于斯境，或需百年欤？予恐西医既已醒悟，若加力吸收中医精粹，促中医西医深度结合，形成21世纪之新医学，届时"制高点"将在何方？国人于此转折之机，能不忧虑而奋力乎？

予所谓深研之原典，非指一二习见之书、千古权威之作；就医界整体言之，所传所承自应为医籍之全部。盖后世名医所著，乃其秉诸前人所述，总结终生行医用药经验所得，自当已成今世、后世之要籍。

盛世修典，信然。盖典籍得修，方可言传言承。虽前此50余载已启医籍整理、出版之役，惜旋即中辍。阅20载再兴整理、出版之潮，世所罕见之要籍千余部陆续问世，洋洋大观。

今复有"中医药古籍保护与利用能力建设"之工程，集九省市专家，历经五载，董理出版自唐迄清医籍，都400余种，凡中医之基础医理、伤寒、温病及各科诊治、医案医话、推拿本草，俱涵盖之。

噫！璐既知此，能不胜其悦乎？汇集刻印医籍，自古有之，然孰与今世之盛且精也！自今而后，中国医家及患者，得览斯典，当于前人益敬而畏之矣。中华民族之屡经灾难而益蕃，乃至未来之永续，端赖之也，自今以往岂可不后出转精乎？典籍既蜂出矣，余则有望于来者。

谨序。

第九届、十届全国人大常委会副委员长

许嘉璐

二〇一四年冬

王 序

中医学是中华民族在长期生产生活实践中，在与疾病作斗争中逐步形成并不断丰富发展的医学科学，是中国古代科学的瑰宝，为中华民族的繁衍昌盛作出了巨大贡献，对世界文明进步产生了积极影响。时至今日，中医学作为我国医学的特色和重要医药卫生资源，与西医学相互补充、相互促进、协调发展，共同担负着维护和促进人民健康的任务，已成为我国医药卫生事业的重要特征和显著优势。

中医药古籍在存世的中华古籍中占有相当重要的比重，不仅是中医学术传承数千年最为重要的知识载体，也是中医为中华民族繁衍昌盛发挥重要作用的历史见证。中医药典籍不仅承载着中医的学术经验，而且蕴含着中华民族优秀的思想文化，凝聚着中华民族的聪明智慧，是祖先留给我们的宝贵物质财富和精神财富。加强对中医药古籍的保护与利用，既是中医学发展的需要，也是传承中华文化的迫切要求，更是历史赋予我们的责任。

2010 年，国家中医药管理局启动了中医药古籍保护与利用

能力建设项目。这既是传承中医药的重要工程，也是弘扬优秀
民族文化的重要举措，不仅能够全面推进中医药的有效继承和
创新发展，为维护人民健康做出贡献，也能够彰显中华民族的
璀璨文化，为实现中华民族伟大复兴的中国梦作出贡献。

相信这项工作一定能造福当今，嘉惠后世，福泽绵长。

国家卫生和计划生育委员会副主任

国家中医药管理局局长

中华中医药学会会长

王国强

二〇一四年十二月

马 序

新中国成立以来，党和国家高度重视中医药事业发展，重视古籍的保护、整理和研究工作。自 1958 年始，国务院先后成立了三届古籍整理出版规划小组，分别由齐燕铭、李一氓、匡亚明担任组长，主持制订了《整理和出版古籍十年规划（1962—1972）》《古籍整理出版规划（1982—1990）》《中国古籍整理出版十年规划和"八五"计划（1991—2000）》等，而第三次规划中医药古籍整理即纳入其中。1982 年 9 月，卫生部下发《1982—1990 年中医古籍整理出版规划》，1983 年 1 月，中医古籍整理出版办公室正式成立，保证了中医古籍整理出版规划的实施。2002 年 2 月，《国家古籍整理出版"十五"（2001—2005）重点规划》经新闻出版署和全国古籍整理出版规划领导小组批准，颁布实施。其后，又陆续制定了国家古籍整理出版"十一五"和"十二五"重点规划。国家财政多次立项支持中国中医科学院开展针对性中医药古籍抢救保护工作，文化部在中国中医科学院图书馆专门设立全国唯一的行业古籍保护中心，国家先后投入中医药古籍保护专项经费超过 3000 万元，影印抢救濒危珍、善、孤本中医古籍 1640 余种，开展了海外中医古籍目录调研和孤本回归工作。2010 年，国家财政部、国家中医药管理局安排国家公共卫生专项资金，设立了"中医药古籍保护与利用能力建设项目"，这是继 1982～1986 年第一批、第二批重要中医药古籍整理之后的又一次大规模古籍整理工程，重点整理新中国成立后未曾出版的重要古籍，目标是形成并普及规范的通行本、传世本。

为保证项目的顺利实施，项目组特别成立了专家组，承担咨询和技术指导，以及古籍出版之前的审定工作。专家组中的许多成员虽逾古稀之年，但老骥伏枥，孜孜不倦，不仅对项目进行宏观指导和质量把关，更重要的是通过古籍整理，以老带新，言传身教，培养一批中医药古籍整理研究的后备人才，促进了中医药古籍保护和研究机构建设，全面提升了我国中医药古籍保护与利用能力。

作为项目组顾问之一，我深感中医药古籍保护、抢救与整理工作的重要性和紧迫性，也深知传承中医药古籍整理经验任重而道远。令人欣慰的是，在项目实施过程中，我看到了老中青三代的紧密衔接，看到了大家的坚持和努力，看到了年轻一代的成长。相信中医药古籍整理工作的将来会越来越好，中医药学的发展会越来越好。

欣喜之余，以是为序。

中国中医科学院研究员

马继兴

二〇一四年十二月

校注说明

《医论三十篇》，清代韦协梦撰。

韦协梦，字静山，安徽芜湖人，约为清乾隆、嘉庆间人，生卒年不可考。据清代《纂修四库全书档案》一〇九一，韦协梦有举人身份，参与《四库全书》纂修，并因"行走更勤"选为知县。其精研《仪礼》，纂辑《仪礼章句》及《仪礼蠡测》。

《医论三十篇》为韦协梦所撰医论，共三十篇，涉及基础理论、临床治疗、用药以及养生等，见识独特，论说精辟，有较高参考价值。《医论三十篇》现存清嘉庆三年戊午（1798）刻本，中华医学会上海分会图书馆与南京中医药大学图书馆两处有藏。《中国中医古籍总目》另录有清道光刻本，藏中国中医科学院图书馆，经比照为同一版本，且有缺页。因此，该书实际仅有一种版本，即清嘉庆三年刻本。中华医学会上海分会图书馆所藏前有王文治序，后有冯锡宸跋，左右双栏，上下单栏，每半页九行，行二十字。

本次整理以清嘉庆三年刻本为底本。原书引文以所引文献为他校依据。兹将校注有关情况说明如下：

1. 采用简体横排形式，对原书进行标点。

2. 底本中繁体字、异体字、俗字，予以径改，不出注。底本中通假字、古字等，保留原字，于首见处出注说明。字词疑难或生疏者，予以简注。

3. 原书中一般笔画划之误，如"己""已"不分等，予以径改，不出校。

4. 底本未见明显讹脱衍倒，如有疑义者，出校存疑。

5. 原书中所涉药名及专业术语等，生疏者简注说明。

6. 原书中所涉典故，简注其义，并说明出处，习见者仅注明出处。

7. 原书中明引前代文献，简注说明。其中引用与原文无差者，用"语出"；引用与原文有出入者，用"语本"。

8. 原书无目录，今据正文新编目录，置于正文前。

9. 原书王文治序及冯锡宸跋皆无题，今分别补"王序""冯跋"为题。

王　序

　　乾隆癸未之岁①，韦公约轩甫②自中书③擢上第④，与余同官翰林，又比邻而居，相过从者殆无虚日。其长君静山，年未弱冠⑤，兰芽秀苗⑥，通经术及古文辞，同人皆卜其早登高科，膺⑦显仕，以昌家学也。余自出守临安，去京师将万里，解组⑧后不复再入都门。旧时朋好音问阻绝，闻约轩公由山左⑨学政开藩黔中⑩，权⑪巡抚事，继又左迁⑫归京师，仍为翰林，诗集刻本曾介⑬南行者见

---

　　① 乾隆癸未之岁：清乾隆二十八年（1763）。
　　② 韦公约轩甫：韦谦恒，韦协梦的父亲，字慎旃，号约轩，乾隆二十八年进士及第（探花），官至贵州按察使，署理贵州巡抚。著有《传经堂文集》《瓦山房馆课钞存》等。甫，古时对男子的美称，后指人的表字（亦作"父"）。
　　③ 中书：官名，中书舍人的省称，掌撰拟、缮写之事，官阶为从七品。
　　④ 上第：提拔。
　　⑤ 弱冠：古时以男子二十岁为成人，初加冠，因体犹未壮，故称弱冠。
　　⑥ 兰芽秀苗：形容少年英俊。
　　⑦ 膺（yīng 英）：担任。
　　⑧ 解组：辞去官职。组，官印的绶带。
　　⑨ 山左：山东。古时面南称地，左为东，右为西，山左即山东。
　　⑩ 开藩黔中：担任贵州布政使。藩，藩司，清代对布政使之称。
　　⑪ 权：暂时代理。
　　⑫ 左迁：降职。
　　⑬ 介：凭借。

寄。至静山之升沉出处，竟未之详闻也。岁戊午①，静山来游吾郡，继又掌教宝晋书院②，乃知其由孝廉历官直隶③之安肃、河间，迁别驾④。体素羸，不任劳瘁，因舍官而游于诸侯宾客间，相见时盖须与发俱半白矣。噫！余向时⑤所期于静山者岂止此？其止此得非命耶？今年春，出所著《医论三十篇》见示。窃谓医虽小技，与道相通，余于道家者言不可谓不涉其藩篱⑥者，然不知医。善夫！静山之言曰：近时医家，但知医病，不知医命。病之暂愈在耳目之前，命之受伤在数年之后，庸人狃⑦近而忽远，反谓之良医。故是编所论皆深有当⑧于道家性命兼修之旨，古人比良医于良相，谓其能燮理阴阳⑨，挽回元气耳。静山抱经济⑩才，未竟其用，其究心医论，殆所谓存心于爱物⑪而藉以济世者乎？余既深惜静山之垂老未

① 戊午：清嘉庆三年（1798）。

② 宝晋书院：乾隆二十八年丹徒知县贵中孚于北固山麓米芾旧居海岳庵原址建书院，因旧居有米芾收藏书画的宝晋斋，遂命名为宝晋书院，清末废科举后停办。

③ 直隶：明清时称直接隶属于京师的地区为"直隶"，此指北直隶，约相当于今河北省。

④ 别驾：汉代官职名，为州刺史的佐吏，因其地位较高，刺史出巡辖境时，别乘驿车随行，故名。后世用为通判（知府的佐官）之称。

⑤ 向时：先前。

⑥ 藩篱：喻界域。

⑦ 狃（niǔ扭）：拘泥。

⑧ 当：适合。

⑨ 燮（xiè谢）理阴阳：协和治理国事。典出《尚书·周官》。

⑩ 经济：经国济民。

⑪ 爱物：仁爱他人。物，自己以外的人。

尽其才，又深羡其学之博，用之宏，而济人之多术也，于是弁①数言于论首。

丹徒②王文治③序

---

① 弁：置于前。

② 丹徒：地名，今属江苏镇江。

③ 王文治：字禹卿，号梦楼，清代丹徒人，乾隆间进士及第，官至云南临安知府，擅诗文，工书法，著有《梦楼诗集》等。

目　录

水火既济而气生

水火既济而气生焉，水就下，火炎上，此水火之性也。然山上出泉而济物之功甚大，火炎昆冈①而燎原之势可畏。丹田之有火，犹釜之有灶，釜中之物不遽②成熟，得灶下之火以燎之而郁勃③为气矣。饮食入胃，不遽化精，得丹田之火以薰之而蒸变成气矣。然灶以土为之，而土即可以固火，丹田之火以水卫之，而水乃足以制火。《内经》云：君火以明，相火以位④。君火，心火也，相火，丹田之火也，必相火有水以制之，克⑤安其位，而后君火能明，否则，若灶之不戒于火，而相火悉为贼火，五脏受其燔灼，心亦昏瞀⑥而无主，安能光明耶？世医⑦不察，于阴虚火旺者不思壮水以制火，而徒用泻火之剂，致使丹田之真火日消，而脾胃不能化液，譬如薪彻⑧息焰而欲炊之熟，得乎？于阳虚火衰者不思补气以生火，而徒用助火之剂，致使上焦之贼火日炽，而肝肾绝无真阳，譬如灯暗增草而

---

① 昆冈：亦作"崑崗""崐冈"，即昆仑山。
② 遽（jù 聚）：立刻。
③ 郁勃：回旋貌。
④ 君火以明……以位：语出《素问·天元纪大论》。
⑤ 克：能够。
⑥ 昏瞀：昏乱。
⑦ 世医：俗医。
⑧ 彻：撤去。

欲照之久，得乎？

气血不可偏胜

气阳而血阴。血不独生，赖气以生之；气无所附，赖血以附之。孤阳不生，孤阴不长。阳盛阴亏，误补其阳，阳日旺而阴日耗，究①之，阳不附于阴而阳亦亡；阴盛阳亏，误益其阴，阴日旺而阳日衰，究之，阴不属于阳而阴亦绝。即阴虚补阴而必兼顾其阳，阳虚补阳而必兼顾其阴，不独阴阳生成，交相为济，亦可免久而增胜之弊。

气血火水阳阴错综对待

气也血也，火也水也，阳也阴也，两两相形，奇耦②对待，须错综而参伍③，难胶柱而刻舟④。气属阳，火亦属阳，然气能运火，而火不能行气，且气中有阳，亦有阴，而火则与阴相背戾⑤。世之火亏者，动⑥云阳亏，并有阴虚难补、阳虚易补之说。殊不知气乃火之根，火乃气之焰，

---

① 究：终究。

② 奇耦：同"奇偶"。

③ 错综而参伍：错综比较，加以验证。《周易·系辞上》："参伍以变，错综其数。"

④ 胶柱而刻舟：喻固执拘泥，不知变通。胶柱，典出《史记·廉颇蔺相如列传》。刻舟，典出《吕氏春秋·察今》。

⑤ 背戾（ì利）：相反。

⑥ 动：动辄。

真气未亏而火为阴寒所遏，但用助火通络之药，则气能升而火能旺，此为阳虚易补。倘元气大伤而真火将绝，则命之不保，从何滋培，尚能较难易乎？血属阴，水亦属阴，血为养命之源，而水则不专指血，湿亦水也，痰亦水也，世之阴盛者，非血盛也，血盛何病之有？乃湿盛痰盛，而阳气遏抑不行，故须升阳泻水而病自解。至阴阳二字，难分隶气血，然气病有阳分，亦有阴分，血病有阴分，亦有阳分，又安可胶执而不化耶？

气不归原便是火

丹溪曰气有余便是火①，此言不唯不知气，并不知火。火有真火，有贼火，静而镇②者为真火，动而散者为贼火。贼火不可不泻，而真火则躯命所关，作强由于是，伎巧由于是③，人非此火不生。真火即气也，气果有余，乃《孟子》所谓至大至刚，塞于天地之间④，为圣为贤，成仙成佛，皆赖此气，尚可指为火而泻之乎？愚谓⑤气，体也，火，用也，火安其居则为气，火出其位则为贼，

① 气有余便是火：语出《丹溪心法》卷一。
② 镇：安定。
③ 作强……由于是：语本《素问·灵兰秘典论》。伎，通"技"。《说文通训定声·解部》："伎，叚借为'技'。"
④ 至大……天地之间：语本《孟子·公孙丑》。
⑤ 谓：认为。

丹溪谓气有余便是火，何不云气不归原便是火？《胎息经》①：胎从伏气中结，气从有胎中息。解者曰：脐下三寸为气海，修道者常伏其气于脐下，守其神于身内②。纳气归原，则火为真火，反是则火为贼火，即丹溪之所云火矣。

病乘气虚而入

欧阳子③曰：病之中人，乘乎气虚而入④。果能毋摇汝精，毋劳汝形，炼精归气，炼气归神，虽有大风苛毒，弗之能害。若风寒感人由皮毛而入，瘟疫感人由口鼻而入，总由正气适逢亏欠，邪气方能干犯。不过真气素足而外感甚重，必先驱逐外邪，不留余孽，《书》⑤云：若药不瞑眩，厥疾弗瘳是也⑥。仲景伤寒诸方尽为气壮者而设，而虚人外感，未之言及。东垣补中益气暨麻黄人参芍药二汤，乃救世婆心⑦，活人不少。愚按症有轻重之分，体有

---

① 胎息经：道教经籍，晋代葛洪《抱朴子》载其书名，明代《正统道藏·洞真部》名《高上玉皇胎息经》，全文八十余字，注本有幻真先生《胎息经注》《胎息经疏略》等。

② 脐下三寸……于身内：语本幻真先生《胎息经注》。

③ 欧阳子：即欧阳修。

④ 病之中人……而入：语本欧阳修《本论中》（见《欧阳修集》卷十七）。

⑤ 书：指《尚书》。

⑥ 若药不瞑眩……弗瘳：语本《尚书·说命》。瞑眩，目眩昏瞀。瘳，痊愈。

⑦ 婆心：仁慈之心。典出宋代释道原《景德传灯录》卷十二。

虚实之别，大而寒疫，小而感冒，莫不皆然，故惟体实者遇外感之症，可以专事攻击，若阴虚必兼滋阴，阳虚必兼补阳。余尝于消散药中有重加熟地而愈者，有重加人参而愈者，盖参酌仲景、东垣而师其意，法古不敢泥古。推之夏之痢、秋之疟、冬之嗽亦然，推之小儿之痘疹、外科之疔痈亦然，且不独虚人为然也。即素非虚怯而陡值外感，亦须踌躇四顾，辅元气而逐外侮，必不得已而纯用攻伐之剂。俟病势略减，即当照顾本原。必待病退而始议调养，其暗伤隐微，已不可言矣。

治病必求其本

物必先腐也而后虫生之，病之起也，有所以起者，治之必求其本。如胀满，脾胃症也，有因本经健运失职者，有丹田火亏，火不生土者，有厥阴木旺，木来克土者；咳嗽，肺症也，有因本经风寒拂逆者，有心火炽盛，金为所制者，有肾水亏竭，金无所藏者。不知致病之本而捕风系影，妄为揣测，庸医或侥幸以偶中，遂自鸣得意于一时，而世亦震虚声①而忘实害矣。

治病以脉为凭

治病之法，有舍证从脉者，有舍脉从证者。舍证从

① 虚声：虚誉。

脉，谓如阳证见阴脉，实证见虚脉，乃虚火虚胀，断不可直攻其证而忘其脉；舍脉从证，谓如食停气滞，经脉不行，或寒闭气塞，脉伏不见，惟据证以为治。至若本无烦热而脉见洪数，本无胀滞而脉见弦强，其洪数弦强必无力无神，仍是虚弱之象，不得谓之症虚脉实，从证之虚而不从脉之实，张景岳《脉神章》之言未为确据①。总之治病以脉为凭，脉果神完力旺，病虽剧尚易疗治，脉果微细软弱，病虽轻恐生他变。舍脉，乃脉伏从证，不得不舍，非脉有象而舍旃②，舍旃③不以辞害意可也。

寒热补散互相为用

将飞者翅伏，将噬者爪缩，欲擒先纵，欲抑先扬，偏寒偏热，偏补偏散，乃猝遇劲敌④、偏师制胜之奇兵，非前茅虑无、中权后劲⑤、百战百胜之善陈⑥也。草木之性，

---

① 不得谓之……未为确据：《景岳全书》卷五"脉神章中"有"其有本无烦热而脉见洪数者，非火邪也；本无胀滞而脉见弦强者，非内实也。无热无胀，其堪泻乎？此宜从证之虚，不从脉之实也"语，作者以为不确，因称"不得谓之"。

② 旃（zhān 沾）：犹言"之焉"，为二字的合音。

③ 舍旃：此二字疑衍。

④ 劲（qíng 情）敌：强敌。劲，强大。

⑤ 前茅……后劲：谓前锋探知敌情，中军善筹谋，后队有劲旅。前茅，指先头部队，古代行军，前哨斥候执茅草，有无敌情以茅草为号。虑无，虑其有无。中，中军，主帅所统。后劲，殿后的精兵。典出《左传·宣公十二年》。

⑥ 陈：同"阵"。北齐颜之推《颜氏家训》卷六："夫行陈之义，取于陈列耳，此六书为假借也。《苍》《雅》及近世字书皆无别字，唯王羲之《小学章》独'阜'傍作'车'。"

正而醇者为五谷，为蔬菜，偏而疵者为药物。《周礼》聚毒药以共医事①，盖言慎也。故良医制方，寒热互用，补散兼施，视其病而增减之，监其药而匡扶之，补偏救弊，为符节②之合，影响③之应。譬若六辔④在手，虽载驰载骤⑤，必严其衔橛⑥，谨其磬控⑦，不敢以轻心掉之，不敢以躁气乘之，庶范我驰驱⑧，不至有覂驾⑨之虞，陷淖⑩之失矣。

好用凉散，不胜则变速而祸小，胜则变迟而祸大

东坡谓：好兵之祸，不胜则变速而祸小，胜则变迟而祸大⑪。余谓好用凉散者亦然。药之有温补，犹天有雨露，国有德礼；药之有凉散，犹天有电雷，国有兵刑。风雨露雷，无非至教，然试观一岁之中雨露广乎？风雷多乎？政

① 聚毒药以共医事：语出《周礼·天官·医师》。共，通"供"。《说文解字注·共部》："《周礼》《尚书》供给、供奉字，皆借'共'为之。"

② 符节：古时传令、遣将、调兵等事的凭证，双方各执一半，合之以验真伪，如兵符等。

③ 影响：影子和回声。

④ 六辔（pèi 配）：车马的代称。辔，缰绳。古时一车四马，马各二辔，两边骖马内辔系于轼前，御者只执六辔。

⑤ 载驰载骤：快马奔驰。典出唐代徐彦伯《登长城赋》。骤，马奔驰。

⑥ 衔橛：马嚼子。橛，木制的马嚼子。

⑦ 磬控：纵马和止马。

⑧ 范我驰驱：谓效法我的模式。典出《孟子·滕文公下》。范，效法。

⑨ 覂（fěng 讽）驾：翻车。覂，车马翻。

⑩ 淖（nào 闹）：泥沼。

⑪ 好兵之祸……迟而祸大：语出苏轼《代张方平谏用兵书》。

刑特以助德礼之穷，而兵尤不得已而后用。奈①何医病与医国同功，而日以凉散之药戕贼斯人之真气乎？曷为不胜则变速而祸小？凉药为小人，温药为君子。君子之过千人皆见，小人之过浸灌而滋润②，故用热药而误者其效立睹，用凉药而误者无形可指。幸而元阳尚旺，误用寒凉，阴与阳斗，必有辗转不宁之处，病者有所畏而不敢服，医者有所惧而不敢用，所谓小惩而大诫③，改过不吝也。曷为胜则变迟而祸大？元阳本虚，甘受荼毒而不觉，而病者因虚火暂退，姑息养安，不知暗伤元气，本实先拨④，迨至脾胃日弱，饮食日少，寒凉之害层见叠出，始悟向者服药之误已噬脐⑤靡及矣。然则寒凉竟不可用乎？而又非也。当热毒肆虐之时，其伏也如地雷之深藏，其发也如硝磺⑥之迅速，若非峻利苦寒，何以解燔灼而救糜烂⑦？但中病即止，不可过剂，否则始为热中而卒为寒中⑧者有之，可不慎欤？

---

① 奈：同“奈”。《广韵·泰韵》：“奈，本亦作‘奈’。”
② 滋润：犹言“浸润”，逐渐渗透。
③ 小惩而大诫：谓惩小过而诫其大恶。典出《周易·系辞》。诫，警诫。
④ 本实先拨：谓元气先断绝。典出《诗经·大雅·荡》。本，草木的根。拨，断绝。
⑤ 噬脐：自啮腹脐，喻后悔不及。典出《左传·庄公六年》。
⑥ 硝磺：指火药。古时火药用硫磺、硝石、木炭按一定比例混合而成。
⑦ 糜烂：糜烂。糜，碎烂。
⑧ 始为热中而卒为寒中：语本《脾胃论》卷下。

病有外热内寒、症实体虚，不得谓之假热假实

病有假寒假热、假虚假实，名医辨之详矣。然尚有内虽寒而外则热，不得谓之假热，须于清热中兼助其阳，附子泻心汤之类是也；体虽虚而症则实，不得谓之假实，须于祛邪中兼顾其本，人参败毒散之类是也。人藏其心，不可测度，真者易察，假者难窥，知病之有真有假，而又知有似假非假，慎斯术也，以往可以无大过矣。

用补不识其经，不得其法

虚者补之，此理之显而易见者，然补有效有不效，何也？一在补之不识其经，一在补之不得其法。何谓不识其经？病在于此而药补于彼。甚至金虚而误补其火，火铄金而金益破；水虚而误补其土，土塞水而水益涸。痿躄，肺热症也，肺经受热，其叶焦垂，不能统摄一身之气，故四肢软弱而成痿。法宜滋阴清热，实其子而泻其仇，则肺振而气复。譬如大旱之时，苗槁头垂，时雨骤沛，勃然①而兴。乃误认为阳亏之症，恣用桂附热药，火益炽而金破矣。噎膈，胃槁症也，血液衰耗，胃脘干槁。槁在上者水饮可行，食物难入，名曰噎塞；槁在下者食虽可入，良久复出，名曰反胃。法宜养荣散瘀，则

---

① 勃然：突然。

胃液生而槁可通。譬如河浅泥淤，舟滞难行，引渠导源，以济往来。乃误认为脾虚之症，恣用术耆燥药，土益旺而水涸矣。何谓不得其法？病重而药轻，杯水难救车薪之火；病轻而药重，真气不能运行而药尽化痰，谚云胶多不黏是也。更有以温为补，以清为补，而补中兼散，补中兼消，必须斟酌病情，不失铢累①，方为上工。至若虚不受补，则元阳已败，命如累卵，虽有扁鹊，亦未如之何也已矣。

急则治其标

病有标有本，不可偏废，而危急之际则必先治其标。譬如草窃②骤发，必缮甲兵，具卒乘③，灭此朝食④，聚族而歼，若拘拘于招携以礼，怀远以德⑤，则姑息养奸，迂阔而远于事情。然此指中寒中暑、中风中恶以及痘毒疮毒外侮倏乘，迫不及待者而言，若大吐大泻或产后去血过多，以致口眼㖞斜，角弓反张，乃元气虚脱，似风非风，须重用人参补气生血，辅以群药，方能奏效。倘误认风症

---

① 铢累：汉代以十黍为一累，十累为一铢，形容极微极少。
② 草窃：草寇。
③ 缮甲……卒乘（shèng 剩）：谓整修兵备。典出《左传·隐公元年》。乘，指战车。
④ 灭此朝食：消灭敌人后再吃早饭，形容急迫与必胜之心。典出《左传·成公二年》。
⑤ 招携……以德：用礼仪招徕尚未归心的人，用德政安定边远地区的民众。典出《左传·僖公七年》。

而以追风开窍之药投之，祸不旋踵，危乎微乎①，凛②之慎之。

宁使病浮于药，毋任药浮于病

有是病则有是药，如磁石之引针，如琥珀之拾芥③，自尔得于心而应于手。然智者千虑，必有一失，苟非危急存亡之秋，不得不背城借一④，解倒悬以安衽席⑤，宁使病浮于药，毋任药浮于病。病浮，不过多服一二剂，便收全效；药浮，即获奏功，亦暗伤隐微而不觉。至初学读书未广，临证未多，尤宜慎之又慎。如热药之应用桂、附，先以破故纸、白豆蔻之类探之；寒药之应用犀、连，先以黄芩、栀子之类探之。倘见未真而识未定，不妨荐贤引退，所谓自知之明，又不难于自屈，圣门高第弟子尚谦让而未遑⑥，况医之小道乎？勿食古而不化，勿师心而自用，勿

① 危乎微乎：险恶难测，微妙莫名。典出《尚书·大禹谟》"人心惟危，道心惟微"。

② 凛：严肃。

③ 琥珀之拾芥：将琥珀摩擦生热后可以吸引微细之物。芥，小草，亦指细微之物。典出《周易·乾卦》。

④ 背城借一：在自己城下与敌一决死战。典出《左传·成公二年》。借，凭借。

⑤ 安衽席：喻安宁。衽席，卧席。

⑥ 遑（huáng 黄）：顾及。

妒贤而嫉能，勿饰智而惊愚①，民命攸关，责任匪②细，习是艺者，毋甘为棘门霸上之军③可也。

药有经络

伤寒有六经之异，杂症亦各归经络，但伤寒传变而杂症不传耳。然如火郁，本厥阴肝病，久而吞酸，则木克土而传至太阴脾矣；怔忡，本少阴心病，久而喘咳，则火铄金而传至太阴肺矣。病有经络，药亦有经络，某药专入某经，或兼入某经，果识之真而用之当，自尔百发百中。倘辨之不明，焉能凿枘相投④？如感冒初起，先在太阳，治以羌活、苏叶之类，是其本药，乃兼用防风、柴胡开阳明、少阳之门，风寒由外入内，轻者尚可奏功，重者转生他患。即他症之应补应散，应寒应热，以此经之病而误用他经之药，徒伤正气，难臻速效，药之经络可不讲明而切究欤？

① 饰智而惊愚：装作有智慧而使一般人感到吃惊。典出《庄子·山木》。

② 匪：非。《诗经·大雅·烝民》："夙夜匪解，以事一人。"

③ 棘门霸上之军：喻行医无章法，视人命为儿戏。《史记·绛侯周勃世家》载汉文帝命刘礼驻军霸上，徐厉驻军棘门，周亚夫驻军细柳。文帝劳军时，霸上、棘门二营直驱而入，细柳则戒备森严，文帝慨叹霸上、棘门二营如同儿戏，周亚夫乃为真将军。

④ 凿枘（ruì 瑞）相投：喻像榫眼和榫头一样投合。典出《庄子·在宥》。凿，榫眼。枘，榫头。

用药必先通络

天于穆而不已①，圣至诚而无息②。人身三百六十五窍，窍通则气顺，气顺恒与天地流通而往来相应，美在其中，畅于四支③，发于事业④，故治病以理气为先，而用药以通络为主。盖人之经络不通，则转输不捷，药不能尽其功。泻剂之通络不待言，而补剂如四君子必用茯苓，四物必用川芎，六味地黄必用丹皮、泽泻，皆以通为补。且人知泻剂之能通络，而病在某经，必以某经之药引之，庶络通而病解，否则诛伐无过而渠魁⑤未歼。《诗》曰：发彼有的，以祈尔爵⑥。盍⑦三复之?

药有君臣佐使

官有正师司旅，药有君臣佐使。君药者，主药也，如

---

① 天于穆而不已：天道悠远而不息。典出《诗经·周颂·维天之命》。穆，深远。

② 圣至诚而无息：圣人至诚而不休。典出《礼记·中庸》。至诚，儒家指道德修养的最高境界。

③ 支：通"肢"。《正字通·支部》："支，与'肢'通，人四体也。"

④ 事业：举动劳作之事。《荀子·富国》："事业，所恶也；功利，所好也。"杨倞注："事业，谓劳役之事。"

⑤ 渠魁：贼首，喻病机的关键。

⑥ 发彼……尔爵：语出《诗经·小雅·宾之初筵》。古时有"射礼"，射中者可要求未中者饮酒。的，箭靶。祈，请求。爵，酒具。《诗经·小雅·宾之初筵》郑笺："爵，射爵也。射之礼，胜者饮不胜者。"

⑦ 盍：何不。

六官①之有长，如三军之有帅，可以控驭群药而执病之权。臣药者，辅药也，如前疑后丞，左辅右弼②，匡之直之，辅之翼之③。佐药者，引经之药，从治之药也。引经者，汇众药而引入一经，若军旅之有前驱，宾客之有摈相④。从治者，热因寒用，寒因热用，消中有补，补中有消，既立之监，或佐之史⑤，沉潜刚克，高明柔克⑥，制其偏而用其长，斯能和衷而共济。使药者，驱遣之药也，若身之使臂，臂之使指，占小善者率以录，名一艺者无不庸，俱收并蓄，待用无遗⑦。即如六味地黄汤，以熟地为君，为滋肾之要剂，温肝则萸肉君而熟地臣矣，利湿则茯苓君而熟地臣矣。一方如此，百方可知，变而通之，神而明之⑧。方虽出于古人，药仍进于医手，安可抱残守缺，以某方治某病，必求几希之合而昧化裁之妙哉？

---

① 六官：《周礼》以天官、地官、春官、夏官、秋官、冬官为"六官"。

② 前疑……右弼：《尚书·大传》卷二载天子有"四辅"，前曰疑，后曰丞，左曰辅，右曰弼。此喻辅佐之药。

③ 匡之……翼之：典出《孟子·滕文公上》。匡，纠正。

④ 摈（bìn 鬓）相：导引宾客，执赞礼仪的人。

⑤ 既立……之史：典出《诗经·小雅·宾之初筵》。监，酒监，宴饮时监酒的人。酒史，宴饮时督令的人。

⑥ 沉潜……柔克：谓深沉者以刚取胜，爽朗者以柔取胜。典出《尚书·洪范》。沉潜，深沉。高明，爽朗。

⑦ 占小善者……待用无遗：典出唐代韩愈《进学解》。庸，任用。

⑧ 神而明之：典出《周易·系辞》。

煎烹有次第

药，有丸有散有饮。丸剂性缓，散剂次之，饮剂取效甚速，而煎烹有缓急次第，不可不知。即如熟地、茯苓之类，味厚而力难出，须先煎一炷香时，然后以群药继之。元参、陈皮之类，则较逊一等。麻黄、羌活之类，则味薄而力易竭，不过数十沸即止。若熟地与羌活同煎，则味厚者不能尽其功，味薄者已升散殆尽，药性既减，其于治疗必有偏而不起之处，医家病家俱习焉不察，故略举梗概以谂①来者。

伤寒无补法

伤寒无补法，谓法宜散而不宜补，非谓不用补药也。盖以散为补，义归于补，仍是补法，以补为散，义归于散，仍是散法。张景岳力辨无补法之非，制大温中饮、大补元煎二方，即祖东垣补中益气之遗意而扩充之。然古方小柴胡汤、人参败毒散何尝不消中有补而用人参乎？且不独此也，仲景麻黄汤以甘草建中，桂枝汤以芍药敛阴，焉有专于消散而不照顾元阳者？夫人本顽然②一躯壳耳，血主濡之，气主煦之，斯四体百骸知觉运动而成人。今风寒外侵，元气内郁，驱风寒所以复元气。奈何恣行攻击？用

---

① 谂（shěn 审）：规谏。
② 顽然：自然质朴貌。

药太过，元气大伤，犹牛山之木，旦旦斧斤而伐之①，是药以治疾而转以增疾，无怪乎世之以医为诟病也。此论出，必又有以偏于温补咎余者。余非偏温偏补，特不肯贼害元气而偏凉偏散耳，其亦可鉴余之隐衷而全人之性命否？

汗下自有权变

伤寒有可吐不可吐，可汗不可汗，可下不可下，最为明晰。吐中即有发散之义，病在上焦者至便至捷，然习俗相沿，久已不用，良医不可多觏②，吐易伤气，与其过而用也，毋宁过而舍之。汗下乃伤寒之要法，既云不可汗，不可下，将遂听其闭而不汗，满而不下乎？抑汗下自有权变乎？同一汗也，而发汗之药有轻重，佐使之药有寒热，且阴虚当滋阴而汗之，阳虚当补阳而汗之，他症当兼治其症，扶正匡邪而汗之，下症亦然。盖人身一小天地，欲其交泰而不欲其闭塞。天地之气顺，则辅相裁成而百物化生；人之气顺，则化裁推行而四体安舒。曷③为汗乎？邪气闭于内而真气不能外达，非汗不解。曷为下乎？邪气塞于中而真气不能上升，非下不解。汗也下也，无非驱逐外邪，救护真元，以通其络而复其初。

---

① 牛山之木……斤而伐之：典出《孟子·告子》。
② 觏（gòu 够）：遇见。
③ 曷：何。

而所以汗，所以下，则有经有权①，引而伸之，触类而长之②，可以知医矣。

感冒不可禁饮食

肾为先天之本，脾为后天之本，故有胃气则生，无胃气则死，脾胃所关岂浅鲜哉？仲景之治伤寒，服桂枝汤后与糜粥一盂，以助胃气而行药力，盖以寒伤营，营气内涩，不能外通于卫，腠理尚为坚固，风伤卫，卫气外泄，不能内护于营，肌肤已非缜密，故急与粥饮以补助之。人之有脾胃，犹国之有仓廪，不独饮食入胃，游溢精气，五经并行，即药之入某经而治某病，亦必先胃而后散布他经。胃气太弱则转运不灵，予以补剂而徒化痰涎，予以消剂而徒伤正气，安能通经而治病哉？大凡风寒感人，症在太阳，本尚能食，入阳明而即不能食，不能食而强之食，固为不可。然年高暨体弱之人，尚需以米饮扶其胃气。若病本能食，自当予以薄粥，而干饭濡肉③勿使之近。果禁其饮食则胃气渐亏，风寒转可乘虚而入，匪曰爱之，实惟害之④。江南土俗于病感冒者辄强令饥饿，或三日或五日，俟热退身凉之后，始渐予粥食，

---

① 有经有权：谓不变与变。经，常规，为不变，权，变通，为变。
② 引而……长之：典出《周易·系辞上》。
③ 濡肉：煮烂的肉。
④ 匪曰……害之：语本唐代柳宗元《种树郭橐驼传》。按文义"匪"当作"虽"。

强者必须调理培补，甫能复元，而弱者暗伤更甚。余于七八岁时，曾为庸医所误，五日外外感已退，脾虚微热，医家不识，尚禁粒食，遂至气喘汗出，几酿大病。幸遇一按摩老妪曰：此子无他恙，不过病后脾虚，急与糜粥，当渐汗止。从其言而愈。此现身说法，为病者医者力挽狂澜，不知能笃信否？

见血休治血，见痰休治痰

见血休治血，见痰休治痰，非不治血治痰也，自有所以治之。肝藏血，脾统血，心主血，果血海有余而得其所归，安有衄血唾血之患？惟血为热郁，或为寒凝，或为气滞，不能循经络以布周身，遂逆行而溢于口鼻。譬若导河入海，尾闾①淤塞，泛滥崩溃，必先疏其下流使有归宿，瀹②其支派使有分消，然后筹菑楗③，督畚锸④，堤防完而功绪⑤奏，否则朝筑暮决，此筑彼决，徒用治末塞流，苟且一时之计，于事何益？今之治血者，动⑥用止血之剂，欺人于俄顷，究之血暂止而瘀转增，或逾时仍发，或别症叠生，治血之法固如是乎？痰生于湿，湿生于脾，脾不

---

① 尾闾：海水所归处。见《庄子·秋水》。
② 瀹（yuè 月）：疏通水道。
③ 菑楗（zījiàn 资见）：堵塞决口的木石等。菑，直立而枯死的树。楗，堵塞决水口的竹木草石等。
④ 畚锸（běnchā 本插）：指各种工具。畚，盛土器。锸，起土器。
⑤ 功绪：功绩。
⑥ 动：动辄。

健，故饮食不化精而化痰，今不补脾胃以资健运，而但用消痰之剂，痰日消而日生，究之痰未净而气已伤。譬若沮洳①之区，因地居洼下，众流所归，不思截上游以塞其水，而惟以灰洒之，以土堙之，亦岂久安之策？其与治血者何异？木偶之诮土偶②，悲夫！

气不虚不阻

气不虚不阻，病中满者皆由气虚之故。槟榔，饱能使之饥，饥能使之饱，所以使饱者，非真饱也。人之能食，因真气运行，故食化而知饥。槟榔，有食消食，无食消气，气消则胸膈胀满，不知饥饿。譬如江河之水，浩浩荡荡，岂能阻塞？惟沟浍溪谷水浅泥淤，遂至壅遏，不思导源江河，资灌输以冀流通，惟日事疏凿，水日涸而淤如故。古方金匮肾气汤，乃胀满之圣药，方中桂附补火，地薯补水，水火交媾，得生气之源，而肉桂又化气，舟楫加苓、泻、车、膝，为利水消胀之佐使，故发皆中节③，应手取效。今人动用利气消滞之药，劫效一时而贻害无穷，亦何弗思之甚耶？

---

① 沮洳（rù 入）：低湿之地。

② 木偶之诮（qiào 窍）土偶：典出《史记·孟尝君列传》。诮，嘲讽。

③ 发皆中节：原指情感表现得合乎节度，现喻全方配伍得当。典出《礼记·中庸》。中节，谓符合节度。

风火有外内之异

风火一也，有因风而生火者，有因火而生风者。风寒感于外，气郁而火生，譬如溽暑歊蒸①，为烈风所逼，院宇清凉而房室蕴热，风息而热散，此为因风生火，必须用追风之药先散其风，而次清其热；火郁炽于内，热极而风生，譬如春夏之交，天气骤热，热气所凝，必生烈风，热散而风定，此为因火生风，必须用清火之药先彻其火，而即解其风。《救偏琐言》②云：风寒可用辛散，风热惟宜清彻。语尚未晰。风热在内，自当清彻而不当辛散。若外感之风热不用辛以散之，风不散而热何由清？读者以意逆志，斯为得之③。更有蕴蓄已久，热结中宫，须用通络之药开腠理而散蕴结，追风、清热之剂两不可用。譬如满炉烈火，以扇扬之而火炽，以水扑之而火更炽，莫若减炭彻焰，而火势衰矣。

医非通天地人，技不精

通天地人谓之儒，医则技也，而进乎道。非通天地人，技不精。天有寒暑，地有燥湿，人有强弱，此尽人而知者。然隆冬而用犀、连，酷暑而用桂、附，不得不舍时

---

① 歊（xiāo 消）蒸：气升腾貌。
② 救偏琐言：痘疹专著，五卷，清代费启泰撰，初刊于1659 年。
③ 以意……得之：以自己的感受去测度别人的想法。典出《孟子·万章》。逆，测度。

从症。山居多燥，泽国多湿，而幽燕①未始无寒湿之疾，吴会②未始无燥火之疴。强人多病实而症久，必宜滋培；弱人多病虚而外感，必兼攻伐。至若律③天时，袭④水土，参造化之微，识性情之正，惟精惟一，知微知彰，拟之而后言，议之而后动，拟议以成其变化，固有心领神会，未可言语形容者，医岂易学哉？

任医勿贰，求效勿急

《诗》曰：谋夫孔多，是用不集⑤。《传》曰：一国三公，吾谁适从⑥？每见富贵之家，遇有剧病，群医毕集，议论纷纭，且互相攻击，入主出奴⑦。病家则胸无成竹，黑白混淆，惟恃求神问卜，以决从违。盖由平日既不肯涉猎医药之书，某病应用某方，茫乎不知其畔岸，而医之贤愚巧拙，又不能相赏于牝牡骊黄⑧之外，不过以耳为目，人云亦云，安得不临事仓皇，束手无策乎？至

---

① 幽燕：今河北北部及辽宁一带战国时为燕国之地，后属幽州，故名。

② 吴会：绍兴的别称。

③ 律：遵循。

④ 袭：调合。

⑤ 谋夫……不集：语出《诗经·小雅·小旻》。谋夫，谋士。孔，甚。集，成事。

⑥ 一国……适从：语出《左传·僖公五年》。喻政令多出，令人无所适从。

⑦ 入主出奴：喻门户之见。唐代韩愈《原道》："入于彼，必出于此。入者主之，出者奴之；入者附之，出者污之。"

⑧ 牝牡骊黄：指马的性别与毛色，喻指事物的表面现象。典出《列子·说符》。牝牡，鸟兽的雌雄。牝为雌性，牡为雄性。

治病有缓急，用药有次第，王道①无近功，欲速则不达。一方甫进，雄雌未分而浮言四起，朝易一医，暮易一医，何以奏效？愿病家物色风尘②，任医勿贰③，求效勿急，庶医得以专心致志，克尽所长，不至筑室道谋，是用不溃于成④也。

病不虚不服药自解

人之有元气，其犹天地之有橐籥⑤乎？天气下降，地气上升，天地交而万物生；肾水上升，心火下降，心肾交而百病除。故气不虚不病，病不虚不剧。且病不虚，不服药自解。邪正不两立，邪胜正则病，正胜邪则痊。麻黄、桂枝、大黄、芒硝，皆所以逐邪而匡正也。如果正气充实，偶感外邪，传经既遍，自徐徐而渐愈。譬如满朝正人，即有一二宵小⑥，亦无地自容，敛身而退。古人所以有不服药得中医⑦之说，愿病家之择能而使，愿医家之临

---

① 王道：儒家的一种政治主张，主张以仁德和礼乐治理天下。此喻扶正补益的平和治法。

② 物色风尘：谓平时即注意挑选。风尘，世俗。

③ 贰：二心。

④ 筑室……于成：语出《诗经·小雅·小旻》。造屋与路人商量，终于不成，喻无主见而终不能成事。溃，通"遂"，达到。《说文通训定声·履部》："溃，叚借为'遂'。"

⑤ 橐籥（tuóyuè 驼月）：古代冶炼时用以鼓风吹火的装置，犹今之风箱。

⑥ 宵小：小人。

⑦ 中医：符合医理。

事而惧，毋听浮言，毋逞私智，其亦体天地好生之德也欤。

养身当却病于未形

《诗》曰：迨天之未阴雨，彻彼桑土，绸缪牖户①。故治身当绝恶于未萌，养身当却病于未形。《内经》云：久视伤血，久卧伤气，久坐伤肉，久立伤骨，久行伤筋②。此五劳之所伤也。又云：怒伤肝，喜伤心，思伤脾，忧伤肺，恐伤肾③。此七情之所伤也。果能壹志凝神，修身立命，得所养而戒所伤，勿溺情于声色，勿役志于名利，素位而行，不愿乎外④，以正吾心，以诚吾意，以养吾浩然之气，睟然见于面，盎于背⑤，心广体胖⑥，何疾病之有？即或偶婴⑦微疴，节饮食，慎风寒，自勿药而有喜⑧，又何必乞灵于枯草，而授命于庸医也哉？

---

① 迨天……牖（yǒu 有）户：语出《诗经·豳风·鸱鸮》。彻，剥取。桑土，桑根皮。绸缪，紧密缠缚。牖产，窗与门。

② 久视伤血……久行伤筋：语出《素问·宣明五气》。

③ 怒伤肝……恐伤肾：语本《素问·阴阳应象大论》。

④ 素位……乎外：典出《礼记·中庸》。素位，谓安于当前的身份。

⑤ 睟然……于背：典出《孟子·尽心上》。睟然，清明润泽貌。盎，充盈。

⑥ 胖：安泰舒适。

⑦ 婴：遭受。

⑧ 勿药而有喜：不服药而自愈。《周易·无妄》："无妄之疾，勿药有喜。"唐代孔颖达疏："疾当自损，勿须药疗而有喜也。"

养然后知虚

学然后知不足，养然后知虚，弗学则予圣自雄①而不知其寡闻眇见②也，弗养则壮夫自诩而不知其外强中干也。譬若镜明则纤翳毕现，镜暗则外障不形，故不善养生者，恃虚憍③之气，纵耳目之欲，骄奢不与死亡期，而死亡至④。善养生者，守身如玉，惜气如金，战战兢兢，日慎一日，人生百年为期，省啬⑤而用，尚恐岁不我与，安可欲败度，纵败礼⑥，以油自煎，以香自焚？身体发肤，受之父母，全而生之，全而归之，斯为孝子。《礼》云：孝子如执玉，如捧盈⑦。守身之谓也。

贲门痰不满病不剧

左为咽，右为喉，喉主呼吸，咽主饮食，咽喉仝⑧入于胃，合为一窍，即胃脘上口，名曰贲门。贲门，乃肺胃交关之所，此窍最易停痰，惟导养家吐故纳新，元气周通，但有丝毫痰积，即可咳出。老子曰：常人之息也，以

① 予圣自雄：自以为贤能无匹。
② 寡闻眇（miǎo 秒）见：浅见寡闻。眇，目盲。
③ 憍（jiāo 交）：同"骄"。《集韵·宵韵》："憍，矜也，通作'骄'。"
④ 骄奢……死亡至：典出《战国策·赵策三》。
⑤ 省啬：爱惜。
⑥ 欲败……败礼：典出《尚书·太甲中》。
⑦ 孝子如……如捧盈：语本《礼记·祭义》。
⑧ 仝：同"同"。《广韵·东韵》："仝，'同'古文，出《道书》。"

喉，至人之息也，以踵①。唯②贲门无痰，故上至顶心，下至足跟，通达无间。惟贲门有痰，故一呼一吸只在咽喉之地，不能上下周流，痰微则气尚通，痰甚则气渐塞，痰不满病不剧，痰满则其死也。或痰阻，或气脱，痰阻者，痰欲出而不能出也，气脱者，气欲升而不能升也。贲门之痰，非针灸所能到，非汤液所能及，唯有培养元气，气旺则痰散，气弱则痰凝，业医者尚忍恣用凉散之药以伤人元气耶？

不知医者不可以言仙，不知仙者不可以言医

不知医者不可以言仙，不知仙者不可以言医。意是气马，气为火帅，意到则气到，气动则火动。导养家运一身之气，流通无间。方用功之始，气本滞而使之不滞，不能无伤，如沐者之栉③乱发，发通而损折不少，此时若不以药饵培元气而助运行，不惟气不能养，而转成虚怯。迨夫气已微通，气之所至，火亦至焉，火甚须泻火以扶水，火不甚亦须壮水以制火，非医何以救导养之过？故曰不知医者不可以言仙。望闻问切，为医家之要诀，而切脉二十七字皆虚无缥缈，若远若近，非息心静气，内观有素，何能

---

① 常人……以踵：语见《庄子·大宗师》。
② 唯：因为。
③ 栉（zhì 治）：梳头。

砉然[1]理解，焕然[2]冰释？不过为是虚拟想像，差之毫厘，谬以千里。且一身之经络，若何为虚，若何为实，若何为寒，若何为热，尚难分肌劈理[3]，洞若观火，而欲测人之隐，救人之危，吾恐代斲而伤其手[4]矣，故曰不知仙者不可以言医。

① 砉（huā 花）然：恍然大悟貌。

② 焕然：明显貌。

③ 分肌劈理：犹言“条分理析”。

④ 代斲（zhuó 茁）而伤其手：谓代名匠动手，一定适露其拙。典出《老子·七十四章》。

冯跋

辛酉①初冬，余将之官②顺昌，父子疟后失调。余勺饮不入，腹坚于磐，汗冷如雨，已成虚痞。子豫福，日则干嗽恶食，夜则骨蒸不寐，渐现尪羸。举室惶急，延吾友静山至，云：此余邪未净而元气已伤，欲攻不能，欲补不可，症颇危殆。因踌躇至再，分投以补散兼施之剂，数日俱解，家人惊为神。静山于余病间③时，出所著《医论三十篇》见示，恍然知静山所以神者矣。世医不知阴阳、气血、水火、虚实、寒热，而以意揣测者，故不足比数④。其知之而不深，辨夫用药之缓急轻重，君臣佐使，亦难奏效。静山无书不读，实洞见夫己之脏腑脉络所以受病却病之故而通于道，因洞见夫人之脏腑脉络所以受病却病之故而妙于剂，譬矢之赴的⑤，而发必应乎手。静山又云一日所诊不出十病外，而于病解时益谆谆戒慎，其小心如此。余师梦楼先生既序其论，余因述所感而论之。□人预为调

---

① 辛酉：清嘉庆六年（1801）。
② 之官：赴任。
③ 病间（jiàn 件）：病愈。
④ 比数：相提并论。
⑤ 的（dì 第）：箭靶子。

摄，且足警世之为医者，爰捐赀①校刊，书数语于后。

丹徒冯锡宸②拜跋

---

① 赀：通"资"，财物。《说文通训定声·屯部》："赀，叚借为
'资'。"

② 冯锡宸：清代丹徒人，曾参与编订清嘉庆《丹徒县志》，辑《丹徒
县节孝列女传略》。

校注后记

　　《医论三十篇》，医论专书，清代韦协梦撰，载医论三十篇。

　　韦协梦，字静山，安徽芜湖人，约为清乾隆间人，具体生卒年不详。其父韦谦恒，乾隆二十八年癸未（1763）科进士及第第三名（探花），授翰林院编修，历官山东督学、贵州布政使司、国子监祭酒、鸿胪寺少卿等职，著有《传经堂文集》《瓦山房馆课钞存》《古文辑要》等。据清代《纂修四库全书档案》一〇九一，韦协梦有举人身份，参与《四库全书》纂修，并因"行走更勤"以知县选用。王文治序称其"由孝廉历官直隶之安肃、河间，迁别驾"，可知其以举人身份担任过安肃（今河北徐水）、河间（今属河北沧州）两地知县，并任过州级佐官，即"别驾"。从王文治序中"静山抱经济才，未竟其用"语看，韦协梦的仕宦生涯可能并不长久，原因是"体素羸，不任劳瘁"，于是便"舍官而游于诸侯宾客间"。韦协梦有深厚的道家思想，认为"医虽小技，与道相通"，加之"体素羸"，所以尤重养生，于是治病"一日所诊不出十病外"，但论病精微，更注重病情将解时的调理。此外，韦协梦还精研《仪礼》，纂辑《仪礼章句》及《仪礼蠡测》。

　　《医论三十篇》为韦协梦所撰医论，共三十篇，涉及基础理论的有水火既济而气生、气血不可偏胜、气血水火阳阴错综对待、气不归原便是火、病乘气虚而入、治病必求其本、气不虚不阻、风火有外内之异、贲门痰不满病不剧，涉及诊法的有治病以脉为凭、治病必求其本、病有外热内寒，症实体虚，不得谓之假热假实，涉及治则治法的有寒热补散互相为用、急则治其标、伤寒无补法、汗下自有权变、用补不识其经，不得其法、见血休治血，见痰休治痰，涉及用药的有宁使病浮于药，毋任药浮于病、药有经络、用药必先通络、药有君臣佐使、煎烹有次第、好用凉散，不胜则变速而祸小，胜则变迟而祸大，涉及调养的有感冒不可禁饮食、病不虚不服药自解、养身当却病于未形、养然后知虚，涉及医家的有医非通天地人，技不精、任医勿贰，求效勿急、不知医者不可以言仙，不知仙者不可以言医。

从内容看，皆为韦协梦临证心得之语，见识独特，论说精辟，有较高理论与临床参考价值。其中"病乘气虚而入"篇有"愚按症有轻重之分，体有虚实之别，大而寒疫，小而感冒，莫不皆然，故惟体实者遇外感之症，可以专事攻击，若阴虚必兼滋阴，阳虚必兼补阳。余尝于消散药中有重加熟地而愈者，有重加人参而愈者，盖参酌仲景、东垣而师其意，法古不敢泥古"语，可见其临证善于思考，独有识见，非寻常医者可比。冯锡宸跋中称自己"父子疟后失调"，经韦协梦调治而愈，等到韦协梦"出所著《医论三十篇》见示"，才"恍然知静山所以神者矣"，不仅表达了对韦协梦的感激，更是对其医术的肯定。

《医论三十篇》现存清嘉庆三年刻本，《中国中医古籍总目》言有中华医学会上海分会图书馆与南京中医药大学图书馆两处馆藏。《中国中医古籍总目》另录有清道光刻本，藏中国中医科学院图书馆。经比照与前者为同一版本，且有缺页。因此该书实际仅有一种版本，即清嘉庆三年刻本。中华医学会上海分会图书馆所藏《医论三十篇》清嘉庆三年刻本前有王文治序，后有冯锡宸跋，左右双栏，上下单栏，故此次整理以此为底本。

总 书 目

I

本　　草

Ⅴ